PIÈCES

A

GENCIVE CONTINUE

DESCRIPTION SUCCINCTE D'UN NOUVEAU PROCÉDÉ POUR
FABRIQUER CE GENRE DE PIÈCES

PAR

A.-B. VERRIER, L. D. S...

PUBLIÉ PAR C. ASH ET FILS
LONDRES

Succursales {
Paris, Berlin, Hambourg, Vienne,
Saint-Pétersbourg, Copenhague,
Liverpool, Manchester.

PARIS, 22, rue du 4 Septembre

TOURS

IMPRIMERIE PAUL BOUSREZ

5, RUE DE LUCÉ, 5

PLOMBAGES A L'AMALGAME

LIMAILLES MÉTALLIQUES

PREMIÈRE ET SECONDE QUALITÉ

De C. ASH et Fils

Les deux plombages métalliques ont été employés en quantités considérables depuis près de quarante ans, et durant cette période les fabricants ont reçu les témoignages les plus nombreux quant à leur excellence et à leur durée.

Aussi apportent-ils les soins les plus minutieux dans la préparation de ces produits, désireux de leur maintenir cette renommée.

La première qualité donne, à l'analyse, une proportion d'or beaucoup plus considérable que dans tout autre Amalgame en usage.

La seconde qualité n'est égalée par aucun autre plombage métallique du même prix.

PRIX :

	fr.	c.
Première qualité, en flacons ou paquets d'une once, d'un quart d'once ou de demi-once, l'once	28	»
Seconde qualité, en flacons ou paquets d'une once. . ,	12	»
— — — d'une once, avec même quantité de mercure pur, la boîte.	13	25
Mercure distillé et chimiquement pur, la livre. . . .	15	»
— — — — en flac. de 3 onces.	3	»
— — une once dans une bouteille buis. .	1	50
— purifié par l'électricité, en flacons de 1, 2 ou 3 onces, l'once.	2	50

C. ASH & FILS, A LONDRES

PARIS, BERLIN, VIENNE, HAMBOURG, PÉTERSBOURG, COPENHAGUE, LIVERPOOL, MANCHESTER.

PIÈCES A GENCIVE CONTINUE

DESCRIPTION SUCCINCTE D'UN NOUVEAU PROCÉDÉ POUR FABRIQUER CE GENRE DE PIÈCES

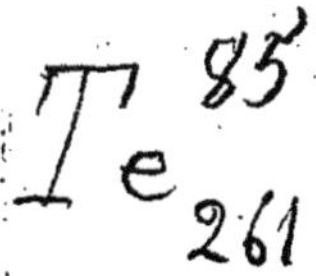

PIÈCES

A

GENCIVE CONTINUE

DESCRIPTION SUCCINCTE D'UN NOUVEAU PROCÉDÉ POUR
FABRIQUER CE GENRE DE PIÈCES

PAR

A.-B. VERRIER, L. D. S...

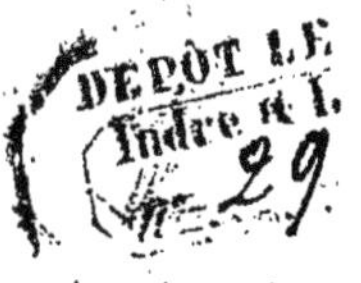

PUBLIÉ PAR C. ASH ET FILS
LONDRES

Succursales { Paris, Berlin, Hambourg, Vienne, Saint-Pétersbourg, Copenhague, Liverpool, Manchester.

PARIS, 22, rue du 4 Septembre

TOURS

IMPRIMERIE PAUL BOUSREZ

5, RUE DE LUCÉ, 5

PIÈCES A GENCIVE CONTINUE

DESCRIPTION SUCCINCTE D'UN NOUVEAU PROCÉDÉ POUR FABRIQUER CE

GENRE DE PIÈCES

———

PRÉFACE.

On trouvera dans les pages suivantes l'exposé d'une méthode facile pour appliquer une gencive continue sur une plaque à base métallique, et celui d'un procédé entièrement nouveau pour revêtir de porcelaine les dentiers de vulcanite ou de celluloïde.

D'après le nombre des lettres que j'ai reçues de membres de la profession désireux d'avoir des renseignements sur ce nouveau procédé, je suis conduit à croire qu'une notice complète et succincte sera bien accueillie des confrères qui, voulant essayer ce genre de travail, en ont été empêchés jusqu'ici par le labeur qu'il nécessitait et par la difficulté de se servir des fourneaux employés antérieurement pour la cuisson de la porcelaine. Des expériences longues et minutieuses me permettent d'affirmer que les perfectionnements apportés par moi à l'ancienne méthode en ont banni toute difficulté, et j'ajoute que les résultats obtenus depuis trois ans sont des plus satisfaisants. C'est donc avec toute confiance que je puis présenter à mes confrères mon procédé et mes fourneaux.

Le champ de la prothèse dentaire est assez vaste pour que des perfectionnements puissent s'y produire ; c'est une branche de la profession qui réclame certainement de l'attention et beaucoup d'études. Or, les dentistes qui ont fabriqué des pièces à gencive continue ont dû remarquer combien elles améliorent l'expression de la physionomie, quand elles sont bien réussies ; elles sont de beaucoup supérieures, sous ce rapport, aux pièces ordinaires et doivent, pour bien des raisons évidentes, occuper le premier rang dans la prothèse dentaire.

Mais, autrefois, le travail était long et difficile, comme le savent tous ceux qui l'ont essayé. Les fourneaux exigeaient une grande quantité de coke pour arriver à la chaleur nécessaire, ils faisaien beaucoup de poussière et donnaient une température gênante et désagréable.

Avec mes fourneaux, que j'ai réduits à 6 pouces cubes, il n'est plus besoin de coke ni de charbon ; le gaz ou la vapeur de benzoline suffit. Au lieu des heures qu'il fallait autrefois pour fondre les substances entrant dans la composition du corps de la gencive et de l'émail, j'obtiens maintenant en 10 minutes la chaleur suffisante. Le fourneau se place sur une tablette fixée au mur de l'atelier, il est toujours prêt à fonctionner, sans l'inconvénient du coke à casser, à enflammer, de la poussière et des autres ennuis qu'entraînait l'emploi des fourneaux ordinaires.

A.-B. V....

Weymouth, 1883.

DENTIERS AVEC GENCIVE CONTINUE

C'est surtout au docteur John Allen, dentiste américain distingué, que l'on doit les perfectionnements les plus importants apportés à la composition et à la fabrication des substances qui servent à faire les pièces à gencive continue. On trouve dans tous les principaux dépôts le *corps* et l'*émail gingival* préparés selon les formules du docteur Allen. Ce sont ces composés que je préfère, parce que ce sont ceux qui m'ont le mieux réussi ; avec eux les résultats sont plus uniformes et ils sont certainement moins exposés à se fracturer dans la bouche. Mes premiers essais en gencives continues m'ont donné beaucoup de difficultés avec les fourneaux ordinaires, principalement à cause du grand travail qu'ils nécessitent pour marcher convenablement, et c'est là ce qui explique pourquoi beaucoup de dentistes ont abandonné et condamné l'un des plus beaux travaux

de la mécanique dentaire. Les dimensions énormes des anciens fourneaux, la difficulté de leur maniement, le temps nécessaire pour
cuire et refroidir les pièces, sans parler de l'ennui occasionné par la
poussière et le risque de se rôtir soi-même, ont été autant d'obsta-
cles à leur adoption générale.

Un dentier à gencive continue, fait artistement, avec la base scien-
tifiquement adaptée aux tissus buccaux, constitue certainement
la plus belle production de la prothèse dentaire ; et il n'est pas de
pièces aussi propres ni aussi agréables à porter dans la bouche.
Beaucoup de dentistes lui reprochent son poids qui, sans doute, est
un peu plus lourd que celui des pièces ordinaires ; mais il présente bon nombre d'avantages importants, comme son apparence
naturelle et la possibilité de corriger la déformation des traits due à
la résorption des bords alvéolaires. La réussite de ce genre de travail
exige, cependant, beaucoup de soins et un modèle parfait de l'arcade
dentaire. Pour que la pièce se maintienne bien en contact avec les
tissus de la cavité buccale, il faut qu'elle s'adapte exactement, et par
conséquent qu'il ne reste pas d'air entre la gencive et la plaque-
base. Si l'on pouvait l'exclure complètement, la pression atmosphérique s'exerçant tout entière sur la face linguale du dentier, celui-ci
adhèrerait tellement qu'il faudrait, comme on le sait, une force de
1 kilog. par cent. carré, pour le séparer. J'ai consacré beaucoup de
temps et d'attention à la construction de plaques dentaires à succion,
et j'ai enfin réussi à en obtenir qui sont spécialement applicables
aux pièces à gencive continue. Elles ont, entre autres avantages,
ceux de ne pas se déformer pendant la cuisson de la porcelaine ; de
posséder une stabilité absolue dans la bouche ; de résister à la pression masticatoire ; d'adhérer parfaitement sans la moindre tendance
à léser la membrane muqueuse ; enfin, d'avoir une légèreté relative
et d'être d'une construction simple.

CONTSRUCTION DE LA PLAQUE-BASE AVEC CHAMBRE A AIR.

Je me procure toujours des modèles de la bouche en plâtre. Avant
de couler le moule métallique, il faut modeler sur la surface du
modèle de plâtre une chambre à air en forme de disque, d'ovale ou
d'écusson, dont le diamètre ne doit pas excéder 13 millimètres, et
l'épaisseur 1 millim. 5. Les dimensions de la plaque étant bien

déterminées, on devra l'augmenter tout autour d'une largeur de 1 millim. 1⁄2. Cet excédant, une fois la plaque estampée, formera un bord qui sera retroussé avec des pinces et le marteau pour servir de soutien à la gencive artificielle. Cela fait, on s'assure que la plaque s'adapte convenablement et on l'assujettit au modèle de plâtre avec de la cire adhésive. Puis on recouvre d'une très mince feuille de cire toute la surface linguale de la plaque estampée, jusqu'à 3 millim. de son pourtour, et en ayant soin de l'enlever au niveau de la chambre à air. Le bord de la plaque de cire, encore en position sur le modèle, doit s'en aller en mourant à la périphérie. On moule cette nouvelle plaque au sable pour en obtenir un moule métallique, qui sert à estamper une seconde plaque qui devra être soudée à la première. Il faut donc lui laisser une largeur suffisante. Après les avoir séparées toutes les deux du moule de plâtre, on les décape en les faisant bouillir dans de l'acide sulfurique dilué, puis on les lave et on les brosse au tour avec de la pierre ponce pulvérisée. Avant de les souder ensemble, il faut forer quelques trous très fins dans la plaque-base, au niveau de la chambre à air, afin d'éviter la rupture du système pendant la soudure et pour permettre au sujet d'épuiser l'air compris entre les deux plaques, quand il la portera dans la bouche. Pour les souder par leurs bords, on peut employer sans crainte de l'or fin, parce que le platine l'absorbe en majeure partie pendant le temps de la cuisson. Si l'union des deux plaques est parfaite, l'adhérence dans la bouche sera telle qu'il faudra exercer une force très considérable pour la vaincre, surtout si l'on dit au sujet d'épuiser l'air en fermant simplement la bouche et faisant une douce succion. Je ne conseille pas de recourir à cet artifice, parce que la pression atmosphérique agit assez énergiquement, par suite du vide partiel créé entre les plaques, pour que la pièce tienne très suffisamment.

ARTICULATION.

Une fois la plaque-base terminée et essayée de façon à s'assurer qu'elle s'adapte parfaitement, on prend l'articulation à la manière ordinaire. L'articulé en cire doit se rapprocher, autant que possible, de la longueur des dents exigées pour le cas. Après l'avoir fixé à la plaque, on introduit celle-ci dans la bouche en recommandant au sujet de bien renverser la tête en arrière, de manière que la mâchoire inférieure soit retenue par la tension des muscles du cou quand la bouche est fermée. Il ne reste plus alors qu'à marquer la position du frein sur la ligne médiane et à ajuster le tout dans l'articulateur.

MONTAGE DES DENTS.

Après avoir choisi une série convenable de dents à racines spéciales pour notre genre de travail, on commence par fixer avec de la cire les six dents antérieures. Puis on les essaye dans la bouche pour les placer convenablement et d'une manière naturelle. On dispose de la même façon le reste des dents, en ayant soin que les racines appuient sur la plaque et l'on reporte la pièce dans la bouche pour faire toutes les corrections nécessaires.

REVÊTEMENT EN PLATRE DES DENTS ET DE LA PLAQUE

On enlèvera ensuite la cire, qui adhère aux surfaces labiales des dents, avec un instrument très effilé, afin que le revêtement de plâtre puisse les maintenir bien assujetties pendant l'opération du contre-placage. Cette précaution prise, on étend sur les faces labiales et les bords tranchants des dents une très mince couche de plâtre fin et gâché avec soin. Quand cette couche est bien solidifiée, on l'entoure d'une seconde de 2 centimètres 5 d'épaisseur et composée d'un mélange à parties égales d'asbeste et de plâtre délayés dans de l'eau. Pour cela, le mieux est de renverser le mélange gâché assez épais sur une table, recouverte de plusieurs feuilles de papier buvard pour absorber l'excès d'humidité, et d'y enfoncer la pièce les dents en haut. On achève alors le revêtement avec une spatule. Le plâtre, une fois solidifié, on peut enlever le reste de la cire à l'eau bouillante.

CONTRE-PLACAGE DES DENTS

On recourbe les broches des dents pour les adapter à une lame de platine (calibre n° 6) qui peut se composer de plusieurs fragments, qu'il faudra, bien entendu, souder ensemble de façon à avoir une bande continue à l'intérieur du dentier. Cette bande devant aussi être soudée à la plaque-base, il faut en replier le bord inférieur de façon qu'une certaine surface soit en contact avec la plaque. Sur les parties à souder on met des fragments d'or fin chargés de pâte de borax.

SOUDURE

Tout est maintenant prêt pour la soudure, que je fais toujours au fourneau, de la manière suivante : après avoir chauffé le fourneau à une bonne chaleur rouge, j'éteins le gaz et j'y introduis la pièce pour la déssécher complètement. Puis je ramène celle-ci à la porte du fourneau, et je chauffe à plein gaz en activant avec la soufflerie. Une seconde fois, je chauffe le fourneau graduellement et, après y avoir mis la pièce, j'applique la chaleur jusqu'à ce que la soudure soit complète. Il faut ensuite laisser refroidir peu à peu avant d'enlever le revêtement de plâtre. On lave la pièce d'abord à l'eau en se servant d'une brosse rigide, puis on la décape dans de l'acide sulfurique dilué et bouillant, et on la lave de nouveau pour enlever toute trace d'acide. On la charge ensuite de rugosités pour faciliter l'adhérence de la porcelaine.

APPLICATION DE LA PATE CÉRAMIQUE.

Voilà maintenant la pièce prête à recevoir la première application de la pâte céramique ou du corps gingival. L'attirail nécessaire est des plus simples : deux pots de faïence peu profonds, à couvercle fermant bien, pour contenir les compositions du *corps* et de *l'émail* ; une ou deux minces spatules bien trempées ; un brunissoir d'agate pour comprimer la composition ; un ou deux petits pinceaux en poil de chameau pour appliquer la pâte et un autre un peu plus rigide pour enlever les particules étrangères qui pourraient adhérer à la surface des dents, avant de soumettre la pièce à la cuisson ; enfin trois flacons à large ouverture contenant de l'eau distillée pour laver les pinceaux pendant l'application des couches céramiques. Avant de commencer, il importe de veiller à ce que tout soit bien propre et le plancher arrosé pour éviter le soulèvement de toute poussière, qui pourrait nuire au travail. Sur l'établi ou la table où l'on doit manipuler, on a soin d'étaler une feuille propre de papier buvard. Alors, dans l'un des pots de faïence, on délaie avec de l'eau distillée jusqu'à consistance de crême épaisse une quantité suffisante de la composition du *corps* gingival; et, tenant la pièce de la main gauche bien propre, on se met à étendre la pâte céramique, avec la spatule et des pinceaux; on en remplit tous les espaces qui en ont besoin, avec la précaution d'enlever tout excès d'humidité avec des fragments de papier buvard; le brunissoir d'agate sert ensuite à bien condenser la pâte qui doit recouvrir la surface de la plaque d'une couche ayant environ l'épaisseur d'une forte feuille de papier. Enfin on la sculpte de manière à lui faire représenter la gencive, le palais et les rugosités naturelles, et, en ayant soin de laisser les collets des dents bien définis; il ne reste plus qu'à débarrasser, à l'aide d'un pinceau un peu dur, la surface des dents de toutes particules étrangères pour que la pièce soit prête à aller au feu.

CUISSON DU CORPS ET DE L'ÉMAIL

Il faut placer la pièce dans le moufle, d'abord à l'entrée du fourneau, puis l'enfoncer graduellement pour la déssécher lentement et d'une manière complète, avant de donner l'intensité extrême de la chaleur. Il faut encore que la pièce repose sur un trépied fait avec du platine (voir fig. 5) et soit placée juste à l'intérieur de l'ouverture du moufle. Quand elle est bien desséchée, on jette une allumette enflammée dans le fourneau et l'on ouvre tout à fait le robinet du gaz, en même temps qu'on fait agir la soufflerie; puis à mesure que la chaleur augmente, on enfonce le moufle peu à peu, jusqu'à ce que le *corps* soit à demi vitrifié, action suffisante pour la première cuite. Aux débutants, je conseillerais d'employer ce qu'on appelle une pièce d'épreuve, qui consiste simplement en un morceau de fil de platine, aplati à une extrémité (voir fig. 7) sur laquelle on a déposé un peu de la composition du corps ou de l'émail. Pour se rendre compte de la marche de l'opération, on peut retirer cette pièce d'épreuve à un intervalle de quelques minutes.

Il faut alors éteindre le gaz et laisser refroidir le fourneau jusqu'à ce que le moufle tombe au-dessous du rouge; à ce moment on ramène ce dernier à la porte du fourneau pour faire refroidir la pièce. Celle-ci, une fois assez froide pour se laisser manier, est prête à recevoir une seconde application du corps destinée à réparer tous les défauts qui ont pu résulter du retrait de la pâte pendant la cuisson. Les réparations effectuées, on procède à la seconde cuite, qui doit être un peu plus forte que la première, sans aller cependant jusqu'à donner à la pièce un aspect brillant. Enfin on laisse refroidir comme précédemment d'une manière graduelle.

Il s'agit maintenant de procéder à l'application de l'émail gingival, que l'on réduit en pâte comme on a fait pour le corps, dans un pot de faïence ou autre vase convenable. A l'aide d'une spatule et de pinceaux appropriés, on étend une couche mince de cette pâte sur toute la surface du corps, en variant l'épaisseur de manière à représenter les différentes teintes de la gencive naturelle. On aura soin de laisser les couronnes dentaires bien nettes et définies, ainsi que la gencive et les rugosités du palais, toute humidité superflue étant enlevée avec de petits morceaux de papier buvard. Il importe encore d'enlever avec des pinceaux secs toutes les particules du corps, de l'émail, ou d'autres substances étrangères adhérant aux couronnes dentaires avant de passer à la dernière cuisson. Ces précautions prises, on soumet comme précédemment la pièce à la chaleur du fourneau, qui doit cette fois être un peu plus intense que pour la cuisson du corps, puisqu'il faut arriver, par la fusion de la pâte, à l'aspect lisse et brillant que présente l'émail. Il faut alors laisser refroidir sans retirer la pièce du moufle.

DORURE.

Pour achever la pièce, il ne reste plus qu'à la décaper en la faisant bouillir dans de l'eau acidulée par l'acide sulfurique et à lui faire subir les dernières opérations du grattage, du polissage, etc., pour terminer enfin par la dorure. Voici un procédé simple que nous recommandons : on fait dissoudre 1 gramme de débris d'or à aurifier dans 8 grammes d'eau régale, et l'on évapore presque à siccité en chauffant au bain de sable. Puis, dans une solution de 24 grammes de cyanure de potassium, dans 720 grammes d'eau distillée ou de pluie, on ajoute le chlorure d'or. C'est le liquide qui va servir à dorer. On y plonge la pièce bien nettoyée au tour avec de la poudre de pierre de ponce et parfaitement lavée à l'eau pure, et l'on chauffe doucement sur un bain de sable. Dans la solution, et en contact avec la plaque à dorer, on met une lame de zinc bien décapée ; on obtiendra ainsi un revêtement d'or très-fin qui peut rivaliser avec la meilleure dorure galvanoplastique. Pour finir, il faut brunir les bords de la plaque avec le brunissoir d'agate et beaucoup d'eau de savon.

Le mode de construction des dentiers de vulcanite ou de celluloïde avec un revêtement de gencive continue diffère peu de la méthode généralement adoptée, du moins en ce qui concerne l'application des dents sur le modèle et la vulcanisation ou la cuisson de la celluloïde. Il nous suffira donc de décrire la manière de faire le revêtement de porcelaine.

Nous supposons qu'on possède une bonne empreinte de la bouche et un modèle de plâtre fait selon le mode habituel, ainsi qu'une articulation exacte. On commence par choisir une série convenable de dents à racines spéciales au travail de la gencive

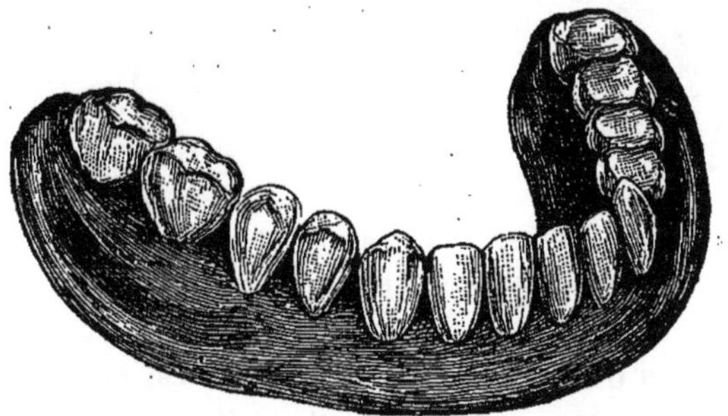

Fig. 1. Pièce inférieure dont les dents sont montées avec de la cire mélangée de paraffine et qui est prête à revêtir de plâtre.

continue. Après les avoir montées avec de la cire mélangée de paraffine, en conservant les racines aussi longues que possible, on sculpte la cire et l'on essaye la pièce dans la bouche pour s'assurer si tout va bien.

La pièce est maintenant prête à être revêtue du mélange suivant :

Plâtre de Paris, 2 parties
Asbeste finement pulvérisée, 1 partie   } en volume.
Argile réfractaire finement pulvérisée, 1 partie

MANIÈRE DE FAIRE LE MOULE POUR LE REVÊTEMENT.

Avant d'employer le mélange ci-dessus, il faut d'abord enduire les couronnes des dents d'une légère couche de plâtre seulement, et la laisser sécher.

Ensuite on dépose sur une planchette, recouverte de plusieurs plis de papier buvard pour absorber l'eau superflue, le mélange de plâtre, d'asbeste et d'argile gâché en consistance de crème, et on y enfonce la pièce avec les couronnes des dents en bas, en ayant soin de bien recouvrir toute la surface de la cire et même de la dépasser, comme le montre la fig. 2.

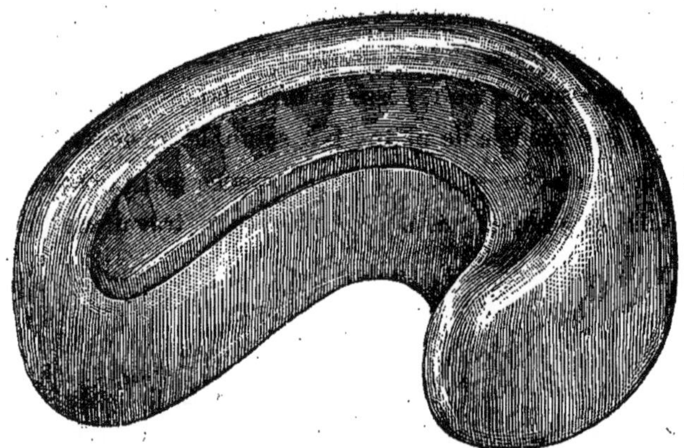

Fig. 2. La pièce recouverte de mélange de plâtre, d'amiante et d'argile avec la cire encore en place.

Après trois ou quatre heures d'attente, s'il est possible, pour bien laisser prendre le plâtre, on fond la cire à l'eau bouillante. La fig. 3 montre le moule avec les dents en position, les racines en haut. Il faut maintenant recourber les broches de chaque dent, en prenant bien soin de ne pas déplacer les dents dans le moule, précaution nécessaire pour empêcher les particules du corps gingival de s'insinuer entre les couronnes et le moule. Je recourbe toujours les broches des dents avant de les monter avec la cire.

AJUSTEMENT DU FIL DE PLATINE DESTINÉ A SOUTENIR LES DENTS.

Prenant alors un bout de fil de platine mou, demi-rond et d'environ 3 millimètres de diamètre, on l'ajuste derrière les dents, au niveau des broches qui doivent l'embrasser exactement et être soudées avec lui. Pour plus de facilités, il vaut mieux que ce fil soit en deux fragments, dont les extrémités centrales, préalablement aplaties au marteau, doivent se réunir derrière les incisives centrales, comme le montre la fig. 3.

TASSEMENT DU CORPS GINGIVAL DANS LE MOULE.

Cela fait, il faut enlever sur les faces interne et externe du moule assez de matière pour qu'il puisse entrer à l'aise dans le mouffle du fourneau et en laissant un revêtement d'une épaisseur d'environ 6 millimètres. Puis, on huile l'intérieur du moule et, après avoir délayé une quantité suffisante de la base, comme nous l'avons dit dans la première partie de ce travail, on introduit la pâte dans la partie du moule où la porcelaine devra former le revêtement gingival de la plaque de vulcanite ou de celluloïde. Cette pâte doit atteindre presque le niveau des racines dentaires et se terminer en une couche mince au bord supérieur du moule. Il faut la bien comprimer avec un brunissoir d'agate et des pinceaux, en employant toute la quantité d'eau distillée nécessaire pour la rendre parfaitement compacte, afin d'avoir le moins de retrait possible et le moins de réparations possible à faire après la cuisson de la porcelaine. Il importe encore d'enlever avec des pinceaux humides et secs toutes les particules qui pourraient adhérer aux parties exposées des couronnes ou se trouver entre les broches et le fil de platine.

CUISSON DU CORPS DANS LE MOULE ET SOUDURE DES DENTS AU FIL DE PLATINE EN UNE SEULE OPÉRATION.

Pour empêcher les dents de se déplacer et assurer une plus grande rigidité au revêtement une fois complété, je préfère souder les extrémités du fil de platine qui se recouvrent derrière les incisives centrales, ainsi que les broches des dents avec ce fil, en me servant librement d'or fin, dont les fragments sont humectés d'une épaisse solution de borax.

Le moule, renfermant déjà le corps gingival et les fragments d'or fin destinés à la soudure des broches, doit alors être séché lentement dans le moufle placé sur une plaque d'argile réfractaire ; puis on allume le gaz du fourneau, et l'on met d'abord le moufle à l'entrée de la porte, puis on l'enfonce graduellement jusqu'à ce que la pièce soit bien recuite ; à ce moment on peut augmenter la chaleur en se servant de la soufflerie et porter lentement le moufle au rouge. On peut se procurer un brûleur de Bunsen avec une plaque pour soutenir le moufle, constituant un appareil spécial pour dessécher les pièces avant de les soumettre à la cuisson.

Jusqu'ici la chaleur n'a pas été suffisante pour la cuisson de la porcelaine. Il faut y arriver d'une manière graduelle et quand l'or aura été fondu, le corps gingival sera suffisamment cuit. A ce mo-

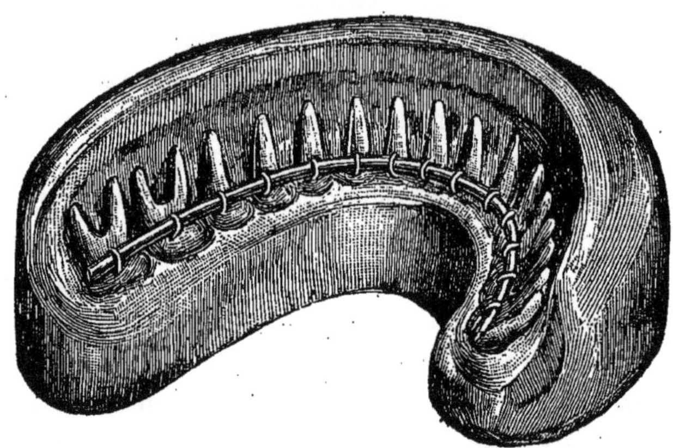

Fig. 3. Les dents sont maintenues en place par le revêtement de plâtre après le départ de la cire. Les broches sont recourbées sur un fort fil de platine et prêtes pour la soudure.

ment on ramène le moufle à la porte du fourneau pour le refroidir peu à peu. Quand il est presque froid, on retire le moule et on le plonge dans de l'eau chaude, pour enlever le plâtre qui laisse les dents assez propres.

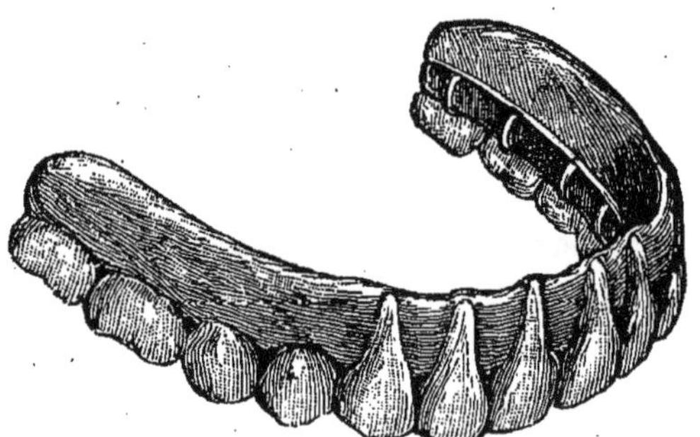

Fig. 4. Aspect de la pièce, après la cuisson du corps gingival.

Toutes les particules adhérentes peuvent être détachées avec une brosse propre et rigide. On peut encore se débarrasser des plus tenaces en frottant la surface des dents avec un morceau de jonc écrasé et trempé dans du corps gingival et lavant ensuite à l'eau tiède. Il faut manier la pièce avec précaution et en observant la plus grande propreté. Comme l'action du feu détermine plus ou moins de retrait, selon le degré de compacité que le corps a pris dans le moule, il faut remédier aux imperfections, fentes et gercures, en les éga-

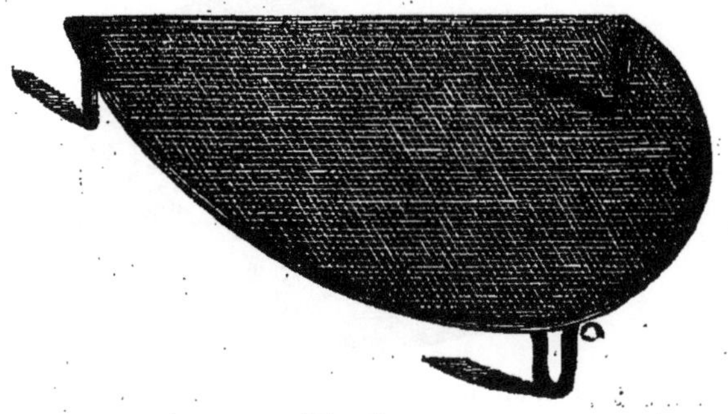

Fig. 5.

lisant par l'application de nouvelle pâte. Cela terminé, on soumet la pièce à une deuxième cuisson. Cette fois il n'est plus besoin de revêtement, et l'on fait reposer les couronnes sur un petit trépied en fil de platine (fig. 5). Comme précédemment, il faut recuire d'abord dans le moufle sur la plaque d'argile réfractaire, puis dans le fourneau en ayant soin d'élever la chaleur graduellement jusqu'à ce que le corps soit bien vitrifié, mais non glacé, après quoi le moufle est retiré pour refroidir. Alors, avec une meule de corindon, on fait les rugosités nécessaires pour imiter la gencive naturelle.

APPLICATION DE L'ÉMAIL GINGIVAL.

Après avoir délayé dans de l'eau distillée une quantité suffisante de l'émail en pâte assez consistante, on en applique sur le corps une couche mince, dont on a soin de faire varier l'épaisseur, pour se rapprocher des teintes naturelles ; il faut encore laisser les couronnes des dents bien marquées et la gencive bien définie au collet de chaque dent. L'excès d'humidité s'enlève avec du papier buvard. On place la pièce dans le moufle, les couronnes reposant également sur le trépied en fil de platine, et on la recuit soit au moyen du brûleur Bunsen, soit da   urneau en ayant la précaution d'introduire le moufle graduellement.   uand la dessiccation est suffisante, on augmente la chaleur en faisant agir la soufflerie et l'on enfonce le moufle toutes les cinq ou dix minutes jusqu'à ce qu'on soit arrivé au degré de température nécessaire. Il faut

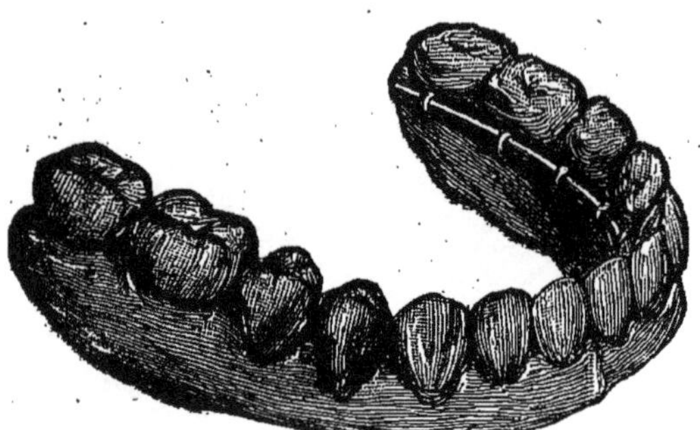

Fig. 6. Revêtement d'émail fini et prêt pour le montage sur le modèle.

un peu de pratique pour savoir si l'émail est suffisamment fondu.

La pièce d'épreuve, représentée fig. 7, qui s'introduit dans le fourneau pendant la cuisson de la porcelaine, est un simple fil de platine aplati à une extrémité pour supporter une petite quantité du corps ou de l'émail. En la retirant du fourneau à de courts intervalles, on a un guide qui permet de juger de l'action du feu.

Le revêtement émaillé est maintenant prêt à être monté sur le modèle, selon le procédé ordinaire, avant la mise en moufle, etc. Pour la vulcanisation, comme pour la cuisson de la celluloïde, je me sers de la chaleur sèche. Avant d'enlever la pièce du vulcanisateur, il faut la laisser complètement refroidir sous pression, et une fois tout à fait froide, on met le moufle dans de l'eau tiède pour ramollir le plâtre.

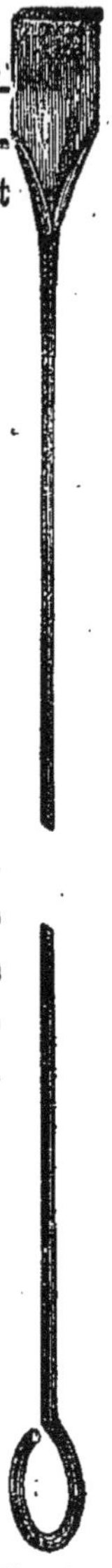

Fig. 7.

MANIÈRE DE FAIRE UN REVÊTEMENT GINGIVAL SUR UNE BASE MÉTALLIQUE.

On commence par estamper, sur un moule de zinc, une plaque étroite de platine mou, n° 4, ou beaucoup plus mince si on le préfère, ayant environ 12 centimètres de longueur et s'étendant d'une extrémité à l'autre du modèle; on peut monter les dents sur elle avec de la cire paraffinée. Il faut ensuite la revêtir du mélange de plâtre, d'asbeste et d'argile réfractaire, en tournant les couronnes dentaires non en bas, mais en haut. Quand le plâtre s'est solidifié, on enlève la cire à l'eau bouillante et l'on contreplaque les dents avec du platine mou n° 4, en laissant les contre-plaquettes reposer sur la plaque pour les souder avec celles-ci et avec les broches des dents au moyen d'or fin. On chauffe au fourneau et l'on termine au

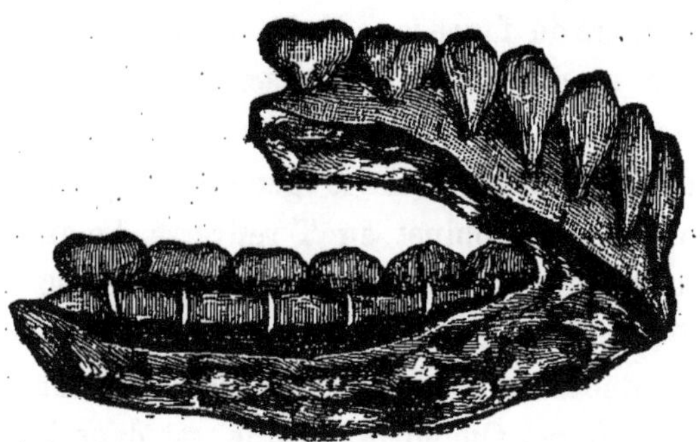

Fig. 9. Pièce montée sur une plaque étroite de platine, à laquelle les dents sont soudées et qui supporte aussi le corps gingival.

chalumeau. Une fois la pièce refroidie, on peut enlever le revêtement. Comme les dents sont maintenant assujetties à la plaque base, il faut décaper celle-ci dans une solution diluée d'acide sulfurique bouillante et la bien laver à l'eau chaude. S'il est nécessaire, on peut retrousser tout le pourtour inférieur de la plaque pour supporter le corps gingival, qui doit être bien tassé entre les dents. Il ne reste plus qu'à soumettre la pièce à la dessication et à la cuisson en la plaçant sur le trépied du fil de platine, comme nous l'avons déjà décrit.

Le même principe convient aux cas partiels.

APPENDICE. RÉPARATION DU MOUFLE.

Pour éviter l'action nuisible du gaz sur les pièces, il importe de réparer les moufles fendus avant la cuisson de l'émail gingival. On fait, avec un mélange de :

Argile réfractaire finement pulvérisée. . 2 parties en volume
Corps gingival. . . . . 1 — —
Asbeste. . . . . 1 — —

une pâte que l'on insinue dans les fentes préalablement humectées et, avant de se servir du moufle, on le dessèche dans le fourneau ou sur le brûleur de Bunsen.

MANIÈRE DE SE SERVIR DU FOURNEAU.

Si l'on se sert du générateur de benzoline, on peut le placer à environ un mètre du fourneau, plutôt en dessous qu'en dessus, en réunissant la conduite d'air de l'injecteur avec le tube gauche du robinet à air fixé au côté du générateur, et la soufflerie avec le tube droit. L'admission d'air dans le générateur pour faire le gaz se règle en tournant le robinet en T renversé. Le robinet situé au sommet du générateur se relie avec le tube à gaz de l'injecteur. Pour chauffer le fourneau, on ouvre les 2 robinets aux trois quarts, puis on jette une allumette enflammée dans le fourneau, et l'on actionne la soufflerie. Quand le moufle est dans le fourneau, la flamme doit s'échapper par l'ouverture du sommet, à la hauteur d'environ cinq centimètres, en présentant, non pas une couleur bleue, mais plutôt un jaune très pâle et en faisant entendre un bruit strident. Que l'on se serve de charbon ou de benzoline, il faut se rappeler que la chaleur produite par l'un ou l'autre, dépend du mélange convenable de l'air et du gaz. On doit éteindre le gaz immédiatement après chaque opération.

Pour vérifier la pureté de la benzoline, on en verse quelques gouttes dans la main ou sur une plaque ; elle doit s'évaporer sans laisser aucun résidu huileux.

Nota. — Quand on se sert du fourneau double, la cuisson a lieu plus vite si l'on met en même temps le moufle supérieur.

Dans la cuisson de l'émail, le revêtement se trouvant exposé à la chaleur directe du moufle, se vitrifiera un peu avant la masse placée sur la pièce d'épreuve ; il faudra donc éteindre le gaz quand on verra cette dernière commencer à prendre un aspect brillant.

IMPRIMERIE PAUL BOUSREZ, RUE DE LUCÉ, 5, TOURS.

FOURNEAUX DE A.-B. VERRIER

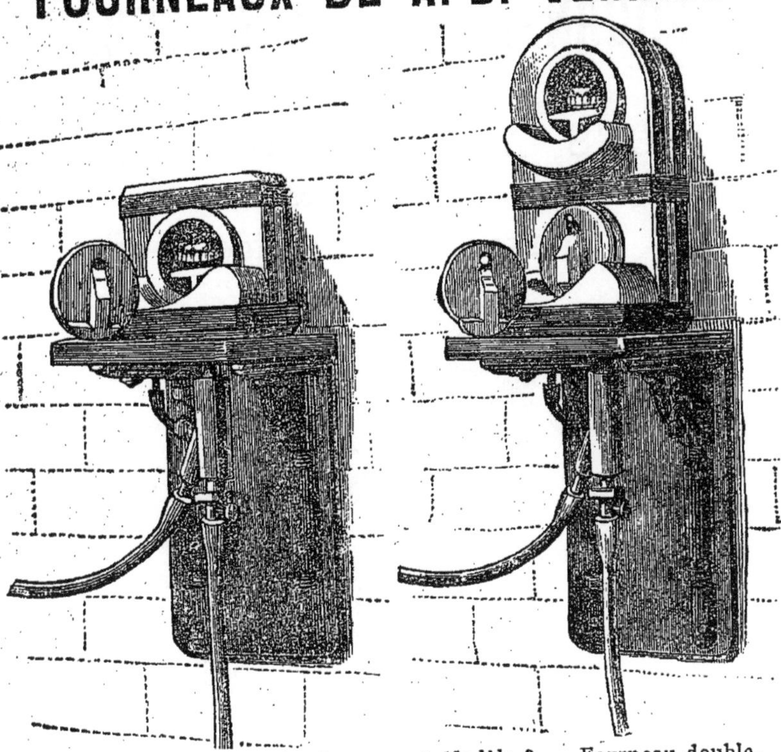

Modèle 2. — Fourneau simple.   Modèle 3. — Fourneau double.

PRIX

Fourneau simple avec un moufle, injecteur, plateau et support et une paire de pince . . . . 100 »
— double à deux moufles et une paire de pince . . . 150 »
Soufflerie Fletcher . . . . 35 »
— — plus grande . . . . 45 »
Générateur à gazoline . . . . 40 »
Tubes caoutchouc 12 50
Émail de Allen pour le corps de la pièce . . . . . l'once. 7 50
— — Gencive continue en boîte d'une demi-once . . 6 25
Dents — en dentiers entiers et partiels . . . . le cent 50 »
Moufles extra . . . . chaque 4 »
Terre réfractaire pour réparer les moufles . . . . . la livre 2 »
Support pour 3 moufles, pour recuire la pièce avant le coup de feu . . . . — 20 »

Ces supports sont en fonte et munis de becs pour gaz et obinets très utiles pour recuire et détremper les pièces avant le coup de feu; par ce moyen, 12 pièces peuvent être chauffées ou refroidies au gré de l'opérateur.

Amiante pour réparer les moufles, en poudre fine . . . la livre 2 »
Supports en terre réfract⁰ pour les pièces dans le moufle, chaque 1 »
Terre réfractaire pour le fourneau, par sac 2 50
Supports en platine. Vente au poids, prix moyen, chaq., environ 40 »
Fil en platine, 1/2 rond, pour maintenir les dents. Vente au poids.

PIÈCES DE RECHANGE

Fourneaux simples . . . . chaque. 75 »
— doubles . . . . — 92 50
Injecteurs . . . . — 12 »
Plaques caoutchouc pour souffleries . . . . — 4 50

N. B. — Avoir soin d'indiquer sur les commandes si le fourneau est pour le gaz ou la gazoline.

FOURNEAUX DE A.-B. VERRIER

POUR

PIÈCES A GENCIVE CONTINUE

S'APPLIQUANT AUSSI SUR

Caoutchouc celluloïde et or

MODÈLE IV

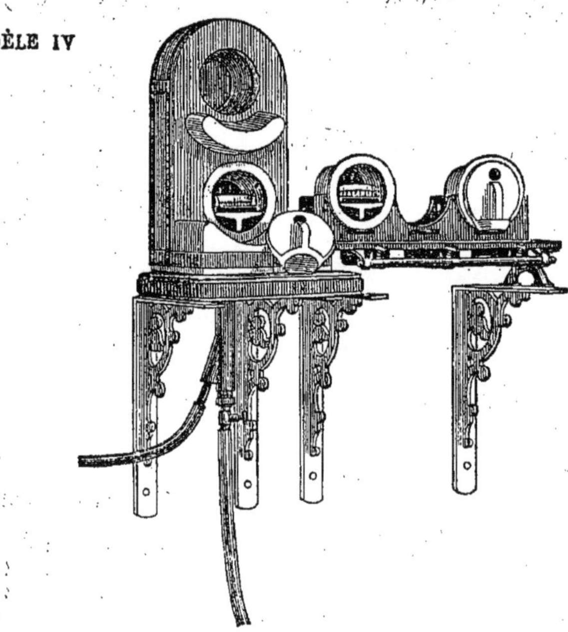

La figure ci-dessus montre le modèle de fourneau double, et sur le côté un support pour recuire les moufles, très utile pour préparer l'ouvrage avant comme après la cuisson. Le moufle peut être retiré du fourneau et refroidi graduellement sur cet appareil que l'on trouvera généralement fort utile.

PRIX

Fourneau simple. . . . . 100 »
   —   double (comme ci-dessus). . . . . 150 »
Support à gaz pour recuire. . . . . 20 »

En vente : chez C. ASH & FILS

A LONDRES ET DANS TOUTES LES SUCCURSALES

A PARIS, 22, rue du Quatre-Septembre.

IMPRIMERIE PAUL BOUSREZ, RUE DE LUCÉ, 5, A TOURS.